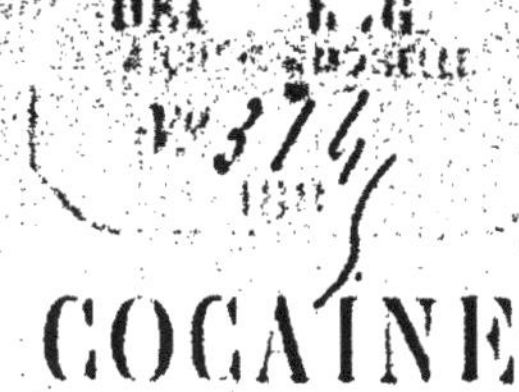

AF385685

COCAÏNE

ET

CHLOROFORME

EN OPHTHALMOLOGIE

PAR

Le Dr ROHMER

AGRÉGÉ, CHARGÉ DU COURS D'OPHTHALMOLOGIE

(Leçon d'ouverture faite à la clinique complémentaire d'ophthalmologie)

NANCY

IMPRIMERIE BERGER-LEVRAULT ET Cie

11, RUE JEAN-LAMOUR, 11

1885

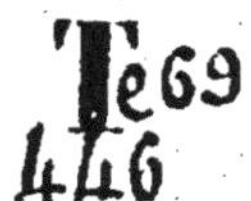
Te69
446

COCAÏNE

ET

CHLOROFORME

EN OPHTHALMOLOGIE

PAR

Le Dʳ ROHMER

AGRÉGÉ, CHARGÉ DU COURS D'OPHTHALMOLOGIE

(Leçon d'ouverture faite à la clinique complémentaire d'ophthalmologie)

NANCY

IMPRIMERIE BERGER-LEVRAULT ET Cⁱᵉ

11, RUE JEAN-LAMOUR, 11

1885

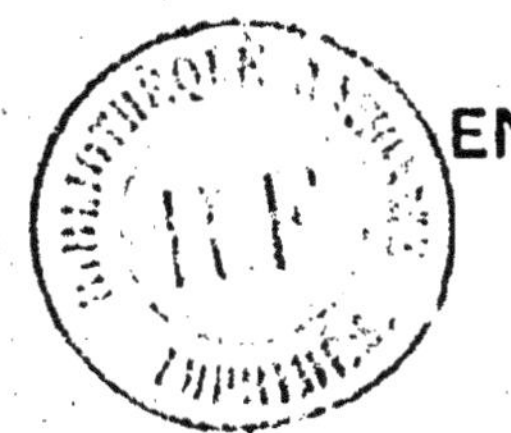

Te 69
446

COCAÏNE ET CHLOROFORME

EN OPHTHALMOLOGIE

MESSIEURS,

Au début de ces leçons de pathologie oculaire faites d'après un programme nettement déterminé à l'avance, je crois bon de vous prévenir que je compte étudier aussi devant vous les différents cas cliniques qui pourront se présenter à notre observation, et même certains points de pratique dignes d'attirer plus spécialement l'attention des ophthalmologistes. C'est en nous conformant dès aujourd'hui à ce programme, que je veux essayer d'exposer, dans cette première conférence, quels sont les moyens d'anesthésie dont le praticien dispose actuellement en oculistique, et de quelle façon on peut comprendre l'emploi de la cocaïne et du chloroforme en chirurgie oculaire. En un mot, il s'agit de poser le plus nettement possible les indications de l'une et l'autre substance.

I.

La *cocaïne* [1] est entrée dans la thérapeutique depuis quelques mois à peine, et déjà les résultats obtenus sont tellement probants et incontestés, qu'on peut essayer d'en tracer une histoire à peu près complète. Aucun médicament, peut-on dire, n'a fait si rapidement fortune que la cocaïne, et surtout (cette faveur est

1. KOLLER, Carl, Dr Secund. Arzt am K. K. Allg. Krankenhause in Wien, *Vorläufige Mittheilung uber locale Anästhesirung am Auge. (Vorgetragen von Dr Brettauer.) Bericht a. d. 16te Versamml. der Ophthalm. Gesellsch. Heidelberg, 1884. 15 September.*

peut-être unique dans l'histoire de la thérapeutique moderne) aucun n'a conquis sa place avec autant d'autorité ; à l'encontre de nombreux produits nouveaux expérimentés dans ces derniers temps, la cocaïne restera et continuera à être employée jusqu'à ce que l'on trouve mieux ; ce qui, pour le moment, semble difficile. Les éloges qu'on a décernés au nouveau produit sont unanimes, et aucun des résultats principaux si brillants, annoncés dès son apparition, n'ont été contestés par les nombreux ophthalmologistes qui l'ont expérimenté.

La cocaïne insensibilise l'œil, cela est certain ; seulement, Messieurs, il s'agit de s'entendre, et d'étudier exactement les limites de son action sur le globe oculaire. Dès son apparition, on l'a voulu employer contre toutes les affections douloureuses, conjonctivites, kératites, iritis, etc., et à l'occasion de toutes les interventions opératoires pratiquées en oculistique : ectropion, entropion, voies lacrymales, strabisme, énucléation de l'œil, cataracte, iridectomie, etc. Mais il a fallu en rabattre des prétentions enthousiastes de novateurs trop zélés et trop hâtifs, partant observateurs peu attentifs, et actuellement, grâce à une étude clinique et physiologique plus approfondie, on peut, d'une part, poser plus nettement les indications de l'emploi de la cocaïne dans la pratique ophthalmologique, et, d'autre part, expliquer d'une façon plus rationnelle le mécanisme de son action.

Voyons donc les faits tels qu'on les observe :

Si l'on instille trois ou quatre gouttes d'une solution aux $^3/_{100}$ de chlorhydrate de cocaïne sur la cornée d'un œil sain (vous pouvez, comme tout ophthalmologiste l'a pratiqué, du reste, faire cet essai sur vous-mêmes), et que l'on répète trois ou quatre fois ces instillations à cinq ou dix minutes d'intervalle, on peut, au bout de quelques minutes déjà, toucher impunément avec le doigt ou un stylet la conjonctive et la cornée du sujet en expérience, sans que celui-ci accuse la moindre douleur, pas de spasme des paupières, ni de mouvements de retrait involontaire, encore moins de larmoiements, phénomènes qui traduisent normalement l'irritation des parties externes de l'œil par le contact d'un corps étranger ; à peine, si sur votre conjonctive insensibilisée, vous percevez une sensation vague de contact, sensation due évidemment à la pression transmise aux parties profondes du globe ; quant à la cornée cocaïnisée, elle ne perçoit absolument rien, losrque vous la touchez du doigt, en évitant la pression profonde, bien entendu. En même temps, les vaisseaux de la conjonctive diminuent notablement de calibre, toute cette membrane pâlit, tandis que du côté de la pupille, on ne tarde pas à voir survenir une dilatation d'une bonne moyenne, dilatation qui persiste pendant 24 heures environ. L'analgésie, au contraire, disparaît déjà au bout d'une demi-heure, trois quarts d'heure, tout au plus. Ajoutons que la solution de cocaïne qui forcément se répand sur la peau des paupières, reste absolument sans action sur les téguments cutanés et que l'anesthésie ne survient que sur la muqueuse palpébrale et bulbaire.

Subjectivement, on ressent à la première instillation un léger picotement qui provoque des larmoiements, puis au bout de quelques secondes, survient une sensation de fraîcheur qui, elle-même, disparaît après quelques minutes. Puis aussi, avec l'insensibilité, apparaît une sensation singulière qui se traduit par une sorte de tension de l'œil, lequel vous semble proéminer légèrement hors de l'orbite. D'ailleurs, ce n'est pas là seulement un phénomène subjectif; on constate réellement que l'œil cocaïnisé est un peu plus saillant qu'avant l'anesthésie ou que son congénère intact. En même temps, on ressent une certaine gêne dans l'occlusion des paupières, principalement dans la supérieure, qui semble comme bridée légèrement; ceci encore n'est pas une illusion, car on voit manifestement que la fente palpébrale de l'œil en expérience est plus largement ouverte que celle du côté opposé. A ces phénomènes subjectifs, il faut ajouter ceux qui résultent du défaut d'accommodation par dilatation permanente de la pupille et qui peuvent varier entre 1 et 2 dioptries.

Tel est l'effet de la cocaïne sur l'œil sain. Il importe d'examiner maintenant comment ce médicament se comporte sur les yeux malades, et quels services il pourra nous rendre pour favoriser l'intervention chirurgicale.

II.

En procédant par ordre, et allant des parties superficielles vers celles plus profondément situées, nous sommes amenés à envisager d'abord l'action de la cocaïne sur les *paupières*.

Déjà je vous ai dit que la sensibilité de la peau n'est guère influencée par la cocaïne; tout au plus, si l'on a vu, dans quelques expériences de laboratoire, s'établir une anesthésie cutanée chez les animaux en expérience (grenouilles, etc.); du moins, ce même fait n'a-t-il pas été constaté en clinique chez l'homme.

Quant à la *face conjonctivale des paupières*, elle est manifestement anesthésiée par la cocaïne, de telle sorte que l'on observe à la fois l'abolition de la sensibilité directe et de l'irritation réflexe.

C'est ainsi que, dans cette seconde catégorie de faits, on voit l'œil s'ouvrir spontanément dans les cas de *blépharospasme* symptomatique (photophobie), ou idiopathique (nerveuse, hystérique). La durée de cette anesthésie varie, mais elle est toujours de quelques minutes, et en tous cas suffisante, soit pour la cautérisation ou l'extraction d'un corps étranger, soit pour une inspection minutieuse des paupières et de l'œil. Parfois, son effet indirect se maintient d'une façon tout à fait inattendue, comme chez cette jeune fille atteinte de blépharospasme tenace d'un œil (avec contraction des muscles de la face, du cou et du bras du même côté), chez laquelle Meyer [1] a vu l'application d'une goutte de cocaïne faire cesser chaque fois le spasme palpébral pendant quatre jours.

Certains chirurgiens ont essayé d'obtenir l'insensibilité de la face cutanée des paupières en injectant sous la peau de ces voiles une solution renfermant un centigramme de chlorhydrate de cocaïne; mais deux centigrammes ont déjà donné lieu aux accidents que nous mentionnerons plus loin, et il est des personnes qui certainement doivent être fâcheusement influencées par des doses moindres. Il vaut donc mieux, croyons-nous, s'abstenir de cette manière de faire, et recourir aux inhalations de chloroforme, si l'opération est tant soit peu longue et douloureuse.

Dans les affections inflammatoires aiguës *de la conjonctive*, les indications de l'emploi de la cocaïne se posent peu souvent, ces affections n'étant pas par elles-mêmes très douloureuses et n'exigeant pas, la plupart du temps, une intervention chirurgicale, dont la plus fréquente est la cautérisation. Il en est une cependant qui bénéficierait utilement, sous ce rapport, de l'anesthésie cocaïnique, je veux parler de la *conjonctivite purulente*, contre laquelle, vous le savez, le nitrate d'argent est préconisé comme l'agent thérapeutique par excellence; mais il est fort à craindre que la

1. *Revue d'ophth.*, mars 1885.

douleur des cautérisations ne puisse être que peu palliée, au moins dans beaucoup de cas, parce que la cocaïne ne m'a pas toujours semblé anesthésier d'une façon parfaite et constante les conjonctives enflammées ; en tous cas, l'action du médicament a été trouvée souvent en défaut, peu active chez les uns, nulle même chez les autres ; je n'ai pas d'expérience personnelle au sujet de la conjonctivite purulente, et je connais peu, à ce propos, les résultats de l'emploi de la cocaïne par d'autres, chaque ophthalmologiste se faisant un peu une règle de conduite à soi, et des observations en nombre suffisant n'étant pas encore publiées. Nys[1] cependant dit qu'il a pu insensibiliser la conjonctive à l'état de purulence et de granulations avant l'application des caustiques qui n'occasionnent pas de douleurs aussi longtemps que l'on tient la muqueuse sous l'influence de la cocaïne. Il s'agissait probablement, dans ces cas de Nys, de granulations aiguës ; car cette circonstance, je dirai même ce défaut d'action de la cocaïne, est absolument manifeste, lors d'inflammation chronique, d'épaississement de la conjonctive, principalement dans les cas de granulations anciennes, de trachomes ; j'ai expérimenté la cocaïne chez un trachomateux de vieille date, depuis longtemps au service, atteint de pannus des deux cornées, avec conjonctives bulbaires épaissies, et ectropion consécutif des deux paupières ; vous avez vu une première fois, chez ce malade, l'excision d'une tranche de conjonctive palpébrale destinée à remédier au renversement en dehors des paupières, être douloureusement ressentie, malgré les instillations répétées de cocaïne ; une seconde et une troisième fois, ces mêmes instillations n'ont pu supprimer la douleur résultant d'une cautérisation d'abord et ensuite de l'excision d'un pinceau de vaisseaux conjonctivaux empiétant sur la cornée. Sans doute, Knapp[2] a pu toucher à peu près impunément sa conjonctive insensibilisée, avec un pinceau imbibé d'une solution de nitrate d'argent ; mais il s'agissait d'une conjonctive saine, normale ; les conditions sont donc différentes de celles que nous envisageons pour le moment.

Je le répète, Messieurs, dans les lésions inflammatoires aiguës ou chroniques de la conjonctive, qui exigent une intervention

---

1. *Des Propriétés de la cocaïne*, par le Dr Nys (de Nice). (*Rev. d'ophth.*, numéro de février 1885.)

2. Cité par Bosoxe, in *Annales d'oculistique*, oct.-nov.-déc. 1881.

active, cautérisation ou section, l'action de la cocaïne est incertaine.

Je n'en dirai pas autant de l'excision du *plérygion*, qui, n'étant qu'un épaississement limité d'une conjonctive non enflammée, a pu bénéficier heureusement de l'insensibilisation cocaïnique : c'est une déduction logique et heureuse de l'expérience de Knapp. Meyer[1], du reste, assure en avoir fait l'expérience avec succès.

Bien plus largement que les conjonctivites, *les affections de la cornée* ont bénéficié des avantages du nouveau médicament. Et d'abord *les corps étrangers* : il ne se passe pas de semaine où nous ne voyions arriver à la clinique un ou deux malades porteurs d'une paillette de fer, d'un grain de pierre, etc., logés dans l'épaisseur de la cornée ; une ou deux instillations au plus, suffisent pour amener l'insensibilité cornéenne ; nous opérons avec la plus grande facilité l'extraction du corps étranger sur cet œil immobilisé (point n'est besoin de pince à fixation) et analgésié par la cocaïne, souveraine dans ce cas. Cette seule opération rendue si facile pour le chirurgien et si bénigne pour les blessés, suffirait à elle seule pour assurer l'avenir du médicament ; mais ses vertus se traduisent encore par d'autres effets non moins précieux.

Combien fréquents sont ces malades, petits ou grands, porteurs d'ulcères de la cornée ! Chez les premiers, ulcères d'origine phlycténulaire ; chez les seconds, d'origine traumatique ou autre ; quoi qu'il en soit, tous accusant un blépharospasme et une photophobie intenses, qui rendent presque toujours un examen minutieux très difficile. Instillez une ou deux fois de la cocaïne et vous verrez vos malades se prêter le plus facilement du monde à vos recherches, ouvrir spontanément leurs paupières, et se placer sans gêne aucune, en face de la lumière.

Dans les vastes ulcères cornéens serpigineux, si fréquents, accompagnés le plus souvent d'hypopion dans la chambre antérieure, et aussi d'un peu d'iritis, la photophobie et le resserrement des paupières sont non moins intenses que dans les pertes de substance superficielles et limitées ; je sais bien qu'une fois la couche des papilles nerveuses détruite, la lésion provoque moins de douleur ; mais celle-ci n'en persiste pas moins à un certain degré. Aussi, ai-je pu dernièrement, sur un œil cocaïnisé, atteint de

---

1. *Rev. gén. d'ophth.*, 31 mars 1885.

vaste ulcération serpigineuse, pratiquer d'abord l'opération de Saemisch, puis racler toute la surface de l'ulcère, faisant pénétrer la curette dans les moindres anfractuosités et sous les lames de la cornée dissociées et soulevées, sans provoquer la moindre plainte de la part du malade, pourtant passablement impressionnable.

Vous m'avez vu, de même, ces jours derniers, pratiquer à deux reprises différentes le *tatouage de la cornée* chez une jeune fille de 20 ans ; à chaque fois, elle se plaignait un peu, mais plutôt, je crois, de l'ennui que lui causait l'opération que des douleurs provoquées par nos manœuvres. Je dois dire, d'ailleurs, qu'Hirschberg[1] a noté aussi une douleur vague ressentie par les malades soumis à l'opération du tatouage.

Après instillation du médicament, même répétée plusieurs fois, à la surface de l'œil, *l'iris* ne devient pas toujours absolument insensible ; les observations sont contradictoires à cet égard, comme, du reste, les dispositions des malades à être plus ou moins influencés par la cocaïne ; mais si, après section de la cornée, on a soin de laisser tomber sur la plaie ou même de porter dans la chambre antérieure une ou deux gouttes de la solution, l'iris devient absolument insensible au toucher ainsi qu'à l'excision. Je n'insiste pas davantage sur ce fait, devant y revenir plus longuement plus loin, à propos de l'opération de la cataracte.

Messieurs, arrêtons-nous à l'iris pour l'examen des parties intra-oculaires qui peuvent être influencées par la cocaïne, l'action anesthésique du médicament n'ayant plus d'effet utile direct sur les membranes profondes de l'œil. Revenons donc sur nos pas et voyons comment va se comporter la cocaïne à l'égard des parties péribulbaires, muscles, nerfs optique et ciliaires, etc.

Les ophthalmologistes ne sont pas encore d'accord au sujet des résultats produits par la cocaïne instillée sous les paupières, lorsqu'on l'emploie comme adjuvant dans l'opération de la *strabotomie* ; les uns ont obtenu un semblant d'anesthésie, lors de la section tendineuse, d'autres ont vu chez les malades la douleur égale à ce qu'elle était avant l'emploi de l'alcaloïde de Koller. Il se passe là absolument ce que l'on a observé pour l'iris, auquel le médicament n'arrive que très difficilement à travers la cornée et la chambre antérieure ; il doit arriver bien difficilement encore jus-

1. Hirschberg, *Centralbl. f. prakt. Augenheilk.* Nov. 1884, p. 316.

qu'aux tendons des muscles de l'œil, plus profondément situés, à travers la conjonctive de structure plus compliquée que la cornée, partant, favorisant moins facilement le mouvement d'osmose. A l'aide de l'aiguille de Pravaz, on a porté le médicament directement sur les muscles, en l'injectant dans le tissu cellulaire sous-conjonctival ; on est allé plus loin : en multipliant ces injections autour de l'œil, jusque près de la capsule de Tenon, on a prétendu pouvoir ainsi énucléer l'œil sans douleur. L'expérience n'a pas été heureuse ; car, d'une part, la sensibilité a persisté à peu près normale, et, d'autre part, on a provoqué des symptômes généraux d'intoxication (Dujardin-Beaumetz [1], Meyer et Bardet [2]), en faisant absorber par les voies lymphatiques, une trop forte quantité (2 à 3 centigr.) de chlorhydrate de cocaïne (nausées, vomissements, syncope, pâleurs, battements de cœur, etc.). Hirschberg [3] dit avoir obtenu, en pareil cas, une sorte de sommeil réflexe (*reflectorische Hypnose*), qui n'était autre probablement que la manifestation de cet état syncopal provoqué par la cocaïne absorbée en trop grande quantité par la plaie conjonctivale. A ce propos, disons en passant que le chloral a été préconisé comme l'antidote de la cocaïne.

Mais, pour en revenir à la strabotomie, je dois dire que Nys (*loc. cit.*) me semble avoir assez heureusement tourné la difficulté en procédant, comme il dit : « On instille la cocaïne avant l'incision de la conjonctive ; une fois celle-ci faite, on détache le tissu sous-conjonctival et on laisse tomber une vingtaine de gouttes d'une solution aux $^{10}/_{100}$ dans la capsule de Tenon, on attend deux minutes au plus, selon la sensibilité des sujets, et l'on sectionne ensuite. » Suivant l'aveu d'un malade que ce confrère a strabotomisé, il ne se croyait pas opéré, lorsque tout était fini. D'après Meyer [4], des enfants de 4 à 5 ans même, n'offriraient aucune résistance, ni pour la simple ténotomie, ni pour l'avancement musculaire. Ces faits ont trop d'importance au point de vue de l'examen immédiat du résultat obtenu, pour qu'il ne faille en poursuivre l'étude avec persévérance.

En raison même des accidents généraux possibles que nous signalions tout à l'heure, l'emploi de la cocaïne me semble, sinon

1. *Soc. de thérap.* (*Gaz. méd.*, 6 février 1885.)
2. *Bull. de thér.*, 15 février 1885.
3. *Loc. cit.*
4. *Rev. gén. d'ophth.*, mars 1885.

difficile, au moins insuffisant, pour l'*énucléation du globe oculaire*, et pour d'autres opérations profondes de l'orbite, telles que la *neurotomie optico-ciliaire*; pour ma part, je vous conseillerai toujours de recourir d'emblée au chloroforme dans des cas semblables.

Quant à l'anesthésie *des voies lacrymales* obtenue à l'aide de la cocaïne, elle nous semble inutile dans la grande majorité des cas. Ne m'avez-vous pas vu, en effet, il y a quelque temps déjà, sectionner les points et conduits lacrymaux chez des enfants âgés de moins de 10 ans, et depuis, continuer à leur pratiquer journellement le cathétérisme des voies lacrymales, sans qu'ils traduisent leurs souffrances autrement que par quelques grimaces? Que si, cependant, chez certaines personnes extrêmement sensibles, on ne voulait pas recourir au chloroforme et les faire profiter quand même des bénéfices de l'anesthésie locale, on pourrait, avant l'incision des points et conduits lacrymaux, instiller quelques gouttes de cocaïne directement dans l'angle interne de l'œil, puis injecter, si faire se peut, la solution médicamenteuse dans le sac et le canal nasal; j'ai constaté l'excellence de cette pratique pour la première opération (points et conduits lacrymaux); ce n'est que sur la foi des auteurs que je puis me permettre de vous en recommander l'emploi dans la seconde.

II.

Mais, Messieurs, si dans bon nombre d'affections inflammatoires des membranes externes, la thérapeutique oculaire a retiré des avantages certains de l'emploi de la cocaïne, si bon nombre d'interventions opératoires peuvent être aujourd'hui pratiquées sur l'œil, de telle façon qu'il est possible de faire à peu près abstraction pour le patient, aussi bien que pour l'opérateur, de l'élément douleur, il est une opération cependant qui me semble avoir retiré de l'emploi du nouveau médicament des avantages énormes, tant au point de vue de l'insensibilité pour le malade que de la facilité d'exécution pour le chirurgien: je veux parler de l'*extraction de la cataracte*. Aussi crois-je devoir insister un peu plus longuement sur ce point. Ce que je vais vous en dire, est le résultat de mon expérience personnelle, pas bien longue, il est vrai, mais suffisante cependant pour me permettre de motiver mon opinion; les faits observés à la clinique me serviront de point d'appui pour cette étude.

Depuis le mois de novembre dernier, nous employons la cocaïne indistinctement pour toutes les opérations de cataracte; quelques-uns d'entre vous ont donc pu oublier, d'autres peuvent ne pas connaître du tout, le tableau que présente une opération de cataracte avant l'emploi du précieux anesthésique local qui nous occupe. Permettez-moi de vous le retracer en peu de mots.

Tout malade, si courageux fût-il, appréhendait plus ou moins l'opération; certains, plus fermes, peut-être un peu inconscients, conservaient leur calme et leur sang-froid; d'autres, et c'était à vrai dire, le plus grand nombre, une fois couchés sur le lit d'opérations, traduisaient leurs appréhensions par un peu d'agitation, quelquefois des tremblements et des mouvements involontaires dans les membres; cependant, quelques paroles d'encouragement parvenaient à les tranquilliser, tandis que chez d'autres enfin, c'étaient, au moment où l'on commençait l'opération, des mouvements intempestifs, non seulement des extrémités, mais aussi de la tête qu'il fallait faire maintenir par un aide; aussi, dans quelques cas extrêmes, l'administration du chloroforme était-elle absolument urgente chez certains adultes; chez les jeunes enfants, il est encore aujourd'hui impossible de se passer de cette manière de faire.

L'opération une fois commencée, tous les temps en étaient douloureux : pose du blépharostat, fixation du globe de l'œil avec la pince à arrêt, incision de la cornée, iridectomie, toutes ces manœuvres, je le répète, étaient douloureusement ressenties; seules, la discision de la capsule et l'extraction de la lentille cristallinienne opacifiée passaient, sinon inaperçues, du moins sans grande gêne pour le patient. Heureux quand un mouvement brusque de la part du malade, soit avec la tête, soit avec le globe oculaire, n'amenait pas une fausse manœuvre (mauvaise taille du lambeau cornéen, piqûre de l'iris, etc.), ou un accident opératoire, tel que l'issue d'un peu de corps vitré; ce dernier accident était souvent favorisé aussi, la chose est certaine, par l'augmentation de la tension intra-oculaire, provoquée par la gêne circulatoire de l'œil, consécutive aux efforts que faisait le malade, et à la gêne circulatoire qui en est la conséquence, principalement du côté de l'extrémité céphalique. Enfin, lorsque tout s'était bien passé, il n'était pas rare de voir survenir, le 2ᵉ ou le 3ᵉ jour, un peu de rougeur périkératique au niveau de l'incision, rougeur qui restait limitée, ou bien s'étendait quelquefois assez loin sur le pourtour du limbe scléro-cornéen, et persistait souvent pendant quinze jours à trois semaines, se calmant surtout par le repos de l'œil et les fomentations chaudes fréquemment répétées ; cette rougeur périkératique n'était autre que le signe d'un peu d'inflammation ciliaire ou irienne, résultant de l'irritation des lèvres de la plaie de l'iris contusionnées, et quelquefois de l'enclavement de tout petits lambeaux herniés dans la plaie, difficiles et même impossibles à réduire, à cause de leur petit volume, et sur lesquels ni les myotiques, ni les mydriatiques ne peuvent avoir d'action.

Ces cas, Messieurs, n'étaient évidemment pas les plus fréquents heureusement, et bon nombre d'opérations de cataracte étaient pratiquées et guérissaient sans le moindre incident survenu, remarquez-le bien, *du fait même des manœuvres opératoires* et de *l'indocilité du malade*. Mais j'ai tenu à vous présenter les choses au pire, pour vous mieux montrer la différence qui existe actuellement du fait de *l'emploi de la cocaïne*.

L'œil immobilisé par cinq ou six instillations de cocaïne répétées à 10 minutes d'intervalle, l'on procède comme tout à l'heure je viens de vous le dire, mais cette fois avec beaucoup plus d'assurance, et de la part du malade absolument docile, parce qu'il ne sent plus les manœuvres, et de la part du chirurgien qui se sent mieux secondé par le patient. La pose du blépharostat, la fixation de l'œil par la pince à griffes, l'incision de la cornée, toutes ces manœuvres passent à peu près inaperçues pour celui qui en est l'objet : il sent qu'on lui fait quelque chose sur son œil, mais il ne saurait dire quoi.

Ici, Messieurs, commence véritablement pour moi le point intéressant de l'étude que nous poursuivons. Bon nombre de chirurgiens, pour ne pas dire la plupart, car les travaux publiés jusqu'à ce jour en témoignent encore, la plupart des chirurgiens, dis-je, continuant comme par devant à faire l'iridectomie avant l'extraction de la lentille, ont vu ce temps de l'opération être douloureusement ressenti par les malades ; à peine si, dans quelques cas, après des instillations préalables de cocaïne répétées jusqu'à 8 et 10 fois, on peut obtenir de rendre la section irienne un peu obtuse. Cependant, comme pour la strabotomie, il suffit, une fois la cornée incisée, d'instiller de nouveau quelques gouttes de cocaïne sur l'œil, pour voir alors l'action anesthésique se produire certainement pour l'iris ; l'iridectomie peut alors être faite sans douleur ; le fait est sans réplique, nous l'avons constaté maintes fois. Enfin, la discision de la capsule pratiquée, la lentille sort facilement, et surtout, sans qu'on risque autant qu'auparavant, j'insiste à dessein là-dessus, l'issue d'un peu de corps vitré. Je crois qu'on peut attribuer ce fait à la moindre tension intra-oculaire, due autant au resserrement des vaisseaux par l'action de la cocaïne, qu'à la docilité du malade, dont la respiration, tranquille maintenant, facilite singulièrement la circulation en retour du sang veineux intracrânien et partant du globe oculaire. Du reste, ce fait de la diminution de tension de l'œil est tellement important, qu'il n'a pas manqué d'être remarqué et signalé par plusieurs observateurs (Meyer [1], Panas [2]).

C'est précisément cette moindre tension intra-oculaire, exposant moins à l'issue du corps vitré, et aussi la dilatation de la pupille sous l'influence de la cocaïne (je vous ai signalé cette particularité en vous parlant des phénomènes provoqués par la cocaïne sur un œil sain), qui m'ont décidé à modifier ma manière de faire dans les dernières manœuvres qui constituent l'opération de la cataracte. J'ai pensé que, profitant des deux avantages procurés par la cocaïne, dilatation de la pupille et moindre tension intra-oculaire, je pouvais, avantageusement pour le patient, supprimer l'iridectomie qui précède l'extraction de la lentille cristallinienne. Depuis quelques années déjà, plusieurs ophthalmologistes, parmi lesquels surtout Galezowski, avaient attiré l'attention sur l'avantage qu'il y avait, au point de vue optique, à conserver la pupille et le diaphragme pupillaire intacts. Sans doute, l'accommodation n'est plus possible, mais on évite au malade cette gêne de la vision qui résulte de sa trop grande quantité de lumière pénétrant à travers sa pupille artificielle béante, lumière qui l'éblouit et provoque des cercles d'irisation gênants pour la vision nette des objets. Voilà pour les suites éloignées de cette manière de faire; ce n'était qu'avantage. Seulement, l'exécution de l'opération ainsi conçue ne laissait pas que de présenter quelques difficultés qui la reléguaient presque au rang des spécialités et entre les mains des plus habiles. Dilatait-on la pupille par l'atropine, la sortie du cristallin n'était pas gênée, au contraire; mais l'iris faisait hernie à travers

---

1. *Loc. cit.*
2. Congrès français de chirurgie. Paris, avril 1885.

la plaie, aussitôt après l'incision de la cornée, et cette hernie ne pouvait être que difficilement réduite, même avec l'aide de l'ésérine. Laissait-on la pupille livrée à elle-même sans mydriatique, la sortie du cristallin devenait très difficile, puisque les manœuvres nécessaires pour cela, irritant constamment l'iris, tendaient incessamment à faire contracter la pupille. Il fallait donc trouver un moyen ou une substance qui, à la fois, provoquât la dilatation de la pupille et permît l'issue facile du cristallin, et en même temps s'opposât d'une façon absolue à la persistance de la hernie irienne. Ce moyen est tout trouvé, et c'est la cocaïne qui nous le fournit. La pupille, moyennement dilatée sous son influence, l'est assez cependant pour permettre l'issue relativement facile du cristallin. Puis, la lentille expulsée, ainsi que toutes les masses corticales (toilette de la chambre antérieure), on voit déjà l'iris se réduire après une à deux minutes, quelquefois spontanément, sûrement toujours sous l'influence de quelques gouttes d'ésérine : l'iris, grâce à la cocaïne, est complètement livrée à la merci du myotique [1]. Le lendemain, la plaie cornéenne est réunie, et l'on ne risque pas de voir survenir d'inflammation, même localisée, de l'iris ou du corps ciliaire. L'on se demande vraiment, comment un ophthalmologiste des plus distingués a pu prétendre, au dernier congrès de chirurgie, que la cocaïne favorise la suppuration du lambeau cornéen, en diminuant la vitalité de ce lambeau, grâce à l'anesthésie des extrémités nerveuses. Une pareille affirmation, pour qui en rie a tant soit peu observé les faits, ne supporte pas la discussion.

Le seul inconvénient que je dois reconnaître à ce procédé, c'est qu'il permet moins facilement qu'avec l'iridectomie, la toilette de la chambre antérieure et l'enlèvement total des masses corticales; celles-ci, au moment de l'extraction, se cachent derrière l'iris, puis deux jours après se gonflent, s'opacifient et viennent obstruer le champ pupillaire. L'inconvénient, en somme, n'est que momentané, puisque plus tard elles peuvent disparaître spontanément ou aidées par la discision. Je devrais maintenant, Messieurs, pour appuyer les données que je viens d'avancer, et justifier la comparaison tout à l'avantage de l'extraction sans iridectomie, vous produire des faits et même des statistiques ; je ne le fais pas

1. WEBER, Ueber die locale Anwendung des Cocaïns am Auge. (Klin. Monatsbl. f. Augenheilk. Déc. 1884.)

actuellement, comptant revenir plus tard sur l'étude plus détaillée de la cataracte et de ses différents modes de traitement : qu'il me suffise de vous dire que sur une trentaine de cataractes opérées à la clinique avec la cocaïne, depuis le mois de novembre, nous n'avons pas eu le moindre accident opératoire et à peine quelques légers accidents consécutifs.

Hirschberg[1], sur 17 cas d'extraction de cataracte opérés dans les mêmes conditions, a obtenu 17 guérisons sans complications.

Il suffit pour aujourd'hui que j'aie fait ressortir devant vous les avantages que l'extraction du cristallin opacifié peut retirer des propriétés de la cocaïne, pour que je me croie dispensé d'aborder l'étude de cette opération à un tout autre point de vue ; ce serait sortir de la question.

III.

Un dernier point doit être examiné rapidement devant vous, à savoir : quelles sont actuellement les indications de *l'emploi du chloroforme*, lors d'opérations sur l'organe de la vision et ses dépendances.

Déjà, pendant le cours des considérations précédentes, nous avons indiqué les principales opérations qui nous paraissent susceptibles de profiter du bénéfice de l'anesthésie générale chloroformique.

Je vous ai dit que chaque fois qu'il s'agira d'obtenir l'insensibilité des *téguments cutanés des paupières* (ectropion, entropion, ablation de tumeurs, etc.), c'est au chloroforme que vous devrez recourir. C'est la pratique que vous m'avez vue suivre dernièrement chez cette femme atteinte d'épithélioma de la paupière inférieure, chez qui la perte de substance, après dissection du néoplasme, fut comblée, avec plein succès du reste, par une greffe dermo-épidermique.

Lorsque la cocaïne aura échoué chez des malades porteurs de *vieilles conjonctivites* (trachomateux, brûlures, etc.), il ne faudra pas hésiter à recourir au chloroforme pour procurer aux malades le bénéfice de l'anesthésie générale, lorsqu'ils devront se soumettre à une opération de quelque durée, opération destinée à remédier aux désordres consécutifs à la lésion conjonctivale primitive. Je vous citerai encore, à ce propos, ce malade atteint d'ankyloblé-

1. *Loc. cit.*

pharon de la paupière inférieure, consécutivement à une brûlure par la chaux, et chez lequel, appliquant le procédé de Teale, j'ai pu refaire le cul-de-sac conjonctival avec un succès à peu près complet.

Enfin, je vous conseillerai de recourir toujours d'emblée au chloroforme, lorsqu'il s'agira d'extirpation, d'exentération du globe de l'œil, de névrotomie optico-ciliaire; parce que, dans ces cas, les parties sur lesquelles doivent agir vos instruments sont si profondément situées, qu'il est impossible qu'elles soient influencées par la cocaïne.

De même, chez les jeunes enfants au-dessous de 10 ans, je n'hésiterai pas, pour ma part, à employer de suite le chloroforme sans aucun autre essai; chez ceux au-dessus de 10 ans, raisonnables, ou chez des adultes extrêmement pusillanimes, j'essaierai d'abord d'employer la cocaïne, et si la sûreté de l'opération me paraît devoir être compromise en quoi que ce soit par l'indocilité des malades, j'administrerai immédiatement le chloroforme. Même dans ce cas, d'après Meyer, on tire encore grand avantage de l'emploi de la cocaïne, en ce sens que l'anesthésie locale de l'œil permet d'opérer avant que l'effet général du chloroforme s'étende jusqu'à la conjonctive et à la cornée, sans crainte des mouvements réflexes désordonnés que l'application des pinces à fixation, par exemple, provoque habituellement si les malades ne sont pas profondément endormis par le chloroforme. (*Revue gén. d'ophth.*, mars 1885.)

Vous voyez, Messieurs, que je ne rejette pas de parti pris l'emploi de l'anesthésie chloroformique dans la pratique ophthalmologique; je vous conseille seulement de l'éviter, lorsque vous pourrez avantageusement la remplacer par la cocaïnisation du globe oculaire, ou lorsque vous aurez lieu de craindre pour vos malades les suites fâcheuses qui peuvent résulter des vomissements que l'on voit quelquefois survenir à la suite de l'administration du chloroforme.

Hirschberg, enfin (*loc. cit.*), rapporte avoir chloroformé une femme de 38 ans, faible d'esprit, et chez laquelle il fit avec succès l'extraction des deux cristallins opacifiés. Nous ajouterons donc encore cette indication de l'emploi du chloroforme et de l'exclusion de la cocaïne, à ce que nous avons déjà dit relativement à ces deux précieux médicaments.

IV.

Pour me résumer, Messieurs, je crois pouvoir vous proposer les conclusions suivantes :

1° La cocaïne produit l'anesthésie sur les membranes externes saines de l'œil (conjonctive, cornée), qu'elle peut atteindre directement (à l'exception de la peau des paupières) ;

2° Son action est plus incertaine lorsque ces membranes sont le siège d'une lésion inflammatoire récente ou ancienne ; en tous cas, elle est toujours suffisante pour faire cesser le blépharospasme qui en est souvent la conséquence ;

3° Toute aussi incertaine est l'action de la cocaïne sur les parties situées au second plan, telles que l'iris, les muscles de l'œil, etc. On peut suppléer à cette insuffisance par une instillation directe du médicament sur ces parties mises à découvert par une incision cornéenne ou conjonctivale ;

4° Dans l'opération de la cataracte, les bons effets immédiats de l'emploi de la cocaïne se traduisent par une dilatation pupillaire, permettant très souvent de se passer de l'iridectomie pour favoriser l'issue de la lentille cristallinienne opacifiée ; puis, par une diminution de la tension intra-oculaire, une hypotonie qui donne moins à craindre pour l'issue du corps vitré, et fait que l'œil tolère mieux les manœuvres opératoires ; la réduction de l'iris et la contraction pupillaire, si elles ne se produisent spontanément, ne manquent jamais de se montrer sous l'influence d'une goutte d'ésérine instillée immédiatement.

Aussi, pour toutes ces raisons, la cicatrisation est-elle plus rapide et plus certaine, et les résultats optiques meilleurs qu'avec l'iridectomie ;

5° Dans les cas où la cocaïne n'agit pas (opérations sur la peau des paupières, sur les parties profondes de l'œil, telles qu'énucléation, exentération du globe, névrotomie optico-ciliaire, chez les enfants peu raisonnables, etc.), il est indiqué de recourir à l'anesthésie générale par le chloroforme.

Nancy, imprimerie Berger-Levrault et Cⁱᵉ.

NANCY, IMPRIMERIE BERGER-LEVRAULT ET Cⁱᵉ.

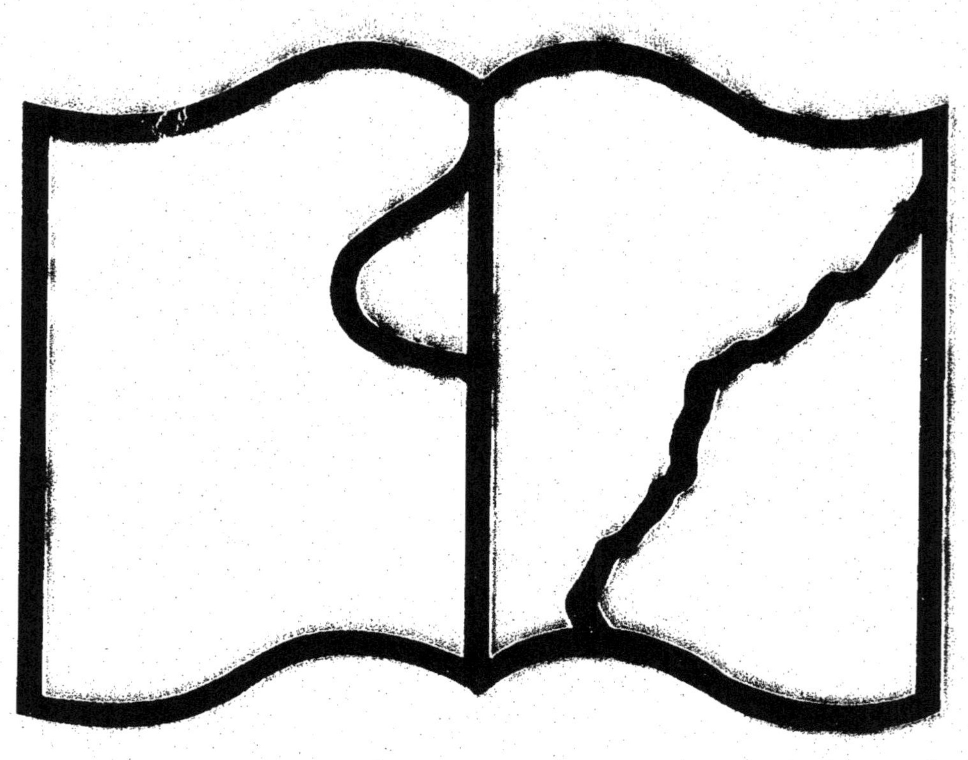

Texte détérioré — reliure défectueuse

NF Z 43-120-11

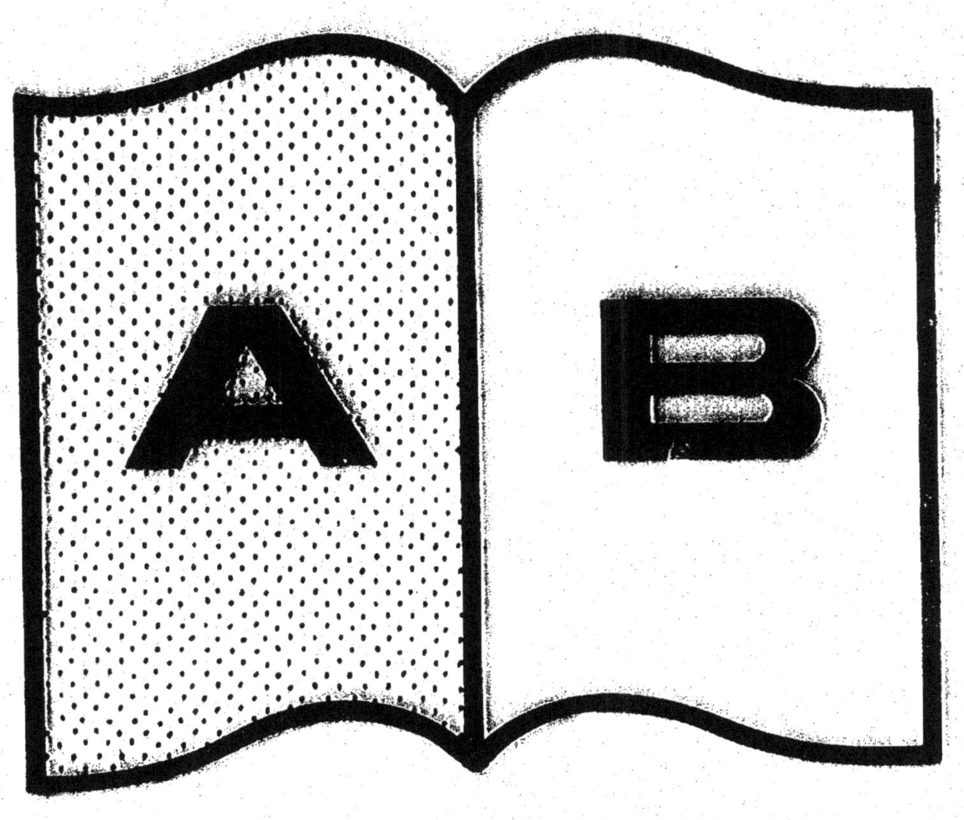

Contraste insuffisant

NF Z 43-120-14

www.ingramcontent.com/pod-product-compliance
Ingram Content Group UK Ltd.
Pitfield, Milton Keynes, MK11 3LW, UK
UKHW020914140726
13695UKWH00006B/2512